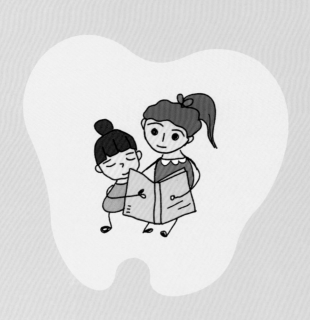

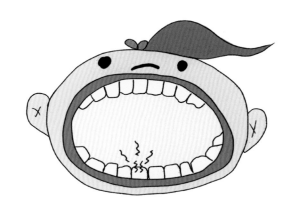

华西牙医妈妈
陪孩子走过换牙期

名誉主编　邹　静　黄睿洁

主　　编　王洁雪　王　雁　张云娇

副 主 编　余　幸

编　　者　廖　悦　卢兴凤　王珈菁　石永乐　汪饶开卷

人民卫生出版社
·北　京·

图书在版编目（CIP）数据

华西牙医妈妈陪孩子走过换牙期 / 王洁雪，王雁，
张云娇主编 . —北京：人民卫生出版社，2021.8
ISBN 978-7-117-31719-1

Ⅰ. ①华… Ⅱ. ①王… ②王… ③张… Ⅲ. ①牙 – 保
健 – 儿童读物 Ⅳ. ①R78–49

中国版本图书馆 CIP 数据核字（2021）第 110908 号

华西牙医妈妈陪孩子走过换牙期
Huaxi Yayi Mama pei Haizi Zouguo Huanyaqi

主　　编　王洁雪　王　雁　张云娇
出版发行　人民卫生出版社（中继线 010-59780011）
地　　址　北京市朝阳区潘家园南里 19 号
邮　　编　100021
印　　刷　北京盛通印刷股份有限公司
经　　销　新华书店
开　　本　889×1194　1/16　印张：4
字　　数　28 千字
版　　次　2021 年 8 月第 1 版
印　　次　2021 年 8 月第 1 次印刷
标准书号　ISBN 978-7-117-31719-1
定　　价　49.00 元

E – mail　pmph @ pmph.com
购书热线　010-59787592　010-59787584　010-65264830
打击盗版举报电话：010-59787491　　E-mail：WQ @ pmph.com
质量问题联系电话：010-59787234　　E-mail：zhiliang @ pmph.com

序

上一次为《儿童口腔健康管理手册》作序还是在两年前的盛夏，如今大地花开，又是暮春，不禁感慨"读书不觉已春深，一寸光阴一寸金"。本书的编写团队还是那群可爱的后浪们，可喜的是后浪的队伍比两年前更加壮大。如今看到她们欢快而又富有激情地响应国家号召，在儿童口腔健康科普推广的大路上奔跑着，我满怀敬意，向她们的爱心、敬业与专业态度致敬！

在这两年里，该书的编写团队依然以提高我国儿童口腔健康水平为己任，为满足广大读者日益增长的对美好生活、健康体魄的需求，而精耕细作、辛勤酝酿。围绕家长最关注的儿童口腔问题，以图文并茂的形式，向广大读者详细介绍儿童口腔健康的科普知识。相信该书的出版，不但能为广大家长提供科学的、专业的儿童口腔健康指导，也可为口腔专业人员开展口腔健康宣教和科普活动提供参考。

高发的儿童口腔疾病，仅仅靠治疗是永远治不完的，我们必须以预防为主，积极开展大众的口腔健康教育，提高大众的口腔健康素养，让孩子们从小养成良好的口腔卫生习惯，从而降低口腔疾病的发病率。儿童口腔健康是"健康中国行动"的重要组成部分，维护儿童口腔健康是每一位口腔保健工作者及儿童口腔科医生的重要职责。在该书中，我有幸化作那位美丽又善良的"邹妈妈"，她卡通又真实，诙谐又幽默，严谨又专业，慈善又亲切，在日常生活中无微不至地照护着孩子们的口腔健康，向他们传播儿童口腔保健知识，守护他们健康成长。感谢该书的编写团队，他们用简洁明了、通俗易懂的语言，配上一系列精心绘制的图片，完成了这本非常适合儿童及家长阅读的儿童口腔健康科普读物。

我相信这本科普读物的出版一定会助力我国儿童口腔健康水平的提升，为"健康口腔""健康中国"贡献一份华西口腔人的力量！

中华口腔医学会儿童口腔医学专业委员会　主任委员

四川大学华西口腔医学院华西口腔医院儿童口腔科　主任、教授

邹静

2021 年 4 月于华西坝

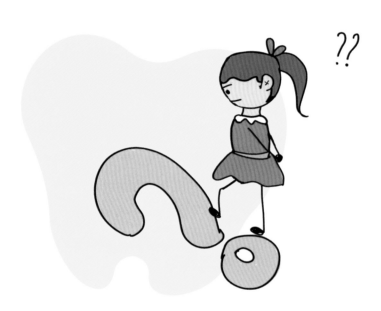

前言

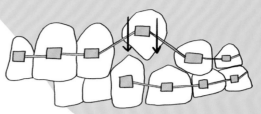

四川大学华西口腔医学院始建于 1907 年，被誉为中国现代口腔医学的发源地和摇篮。毕业于华西协和大学牙学院的王巧璋博士于 1948 年在成都华西坝上建立了中国的第一个小儿齿科学系。70 多年栉风沐雨，70 多年风雨兼程，华西口腔始终不忘来时路，薪火相传，厚植优秀文化沃土，以中国儿童的口腔健康为己任，在 2019 年出版《儿童口腔健康管理手册》两年后再续篇章。

在这两年里，编写团队依旧志存高远，有"望尽天涯路"的追求，耐得住"昨夜西风凋碧树"的清冷和"独上高楼"的寂寞，即便"衣带渐宽"也"终不悔"，即便"人憔悴"也心甘情愿，最后达到"众里寻他千百度""蓦然回首，那人却在，灯火阑珊处"的领悟。团队秉持"内容为王"的核心理念，沉下心来精耕细作，如蜜蜂一般辛勤酝酿，服务于读者求真、向善、唯美的精神需求，为广大读者提供了一个童趣十足又别具风格的精神家园。此刻，我们不禁憧憬着在清晨的霜露里带着孩子们遥望"蒹葭苍苍""闲门向山路，深柳读书堂"，在傍晚的夕阳里，祝福孩子们茁壮成长。

本书中，我们以中华口腔医学会儿童口腔医学专业委员会主任委员、华西口腔医院儿童口腔科主任邹静教授为原型，创作了一位既真实又亲切的口腔科医生妈妈的卡通人物形象，在她每天与女儿的朝夕相处中，发现可能影响孩子口腔健康的不良习惯，适时干预，从而引导广大儿童要从小建立始终将口腔健康维持在最佳状态的意识，全面提升自身的生活品质。

在此，我们向每一位为本书贡献力量的指导教授和编写成员深表感谢。书香致远、芸编至恒，这也将永远是我们孜孜不倦的追求。

王洁雪　王　雁　张云娇

2021 年 4 月于华西坝

目录

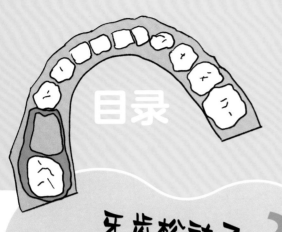

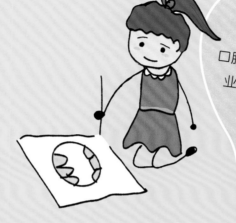
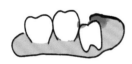

口腔不良习惯

孩子在成长的过程中，会有一些俏皮、可爱的小动作，比如吐舌头、咬笔杆等。这些小动作可能导致错颌畸形，需加以注意。

26

好朋友的脸肿了

这是慢性牙髓炎导致间隙感染最突出的临床表现，旨在告诉孩子发生龋病必须尽早治疗，避免发展至间隙感染的地步，危害极大。

31

夜磨牙 36

这是被家长问得最多的问题，文中将详解夜磨牙的危害以及应该如何治疗。

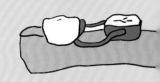

牙齿上多了一个小尖 41

故事向孩子介绍了"畸形中央尖"的危害，畸形中央尖通常发生于第一、二前磨牙，大约是在孩子 10 ~ 12 岁期间。

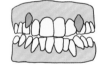

长智齿了吗

很多孩子和家长误以为 12 岁左右长出的第二磨牙是智齿，本故事对此予以澄清，告诉大家什么是第二磨牙，什么是智齿（第三磨牙）。

49

小虎牙 44

虎牙通常是指双尖牙。本故事旨在向孩子讲明双尖牙的重要性，并提醒家长双尖牙异位萌出绝对不能轻易拔除。

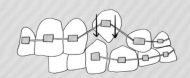

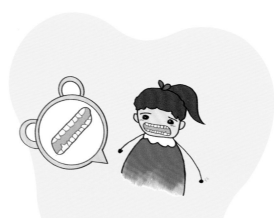

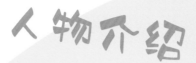

人物介绍

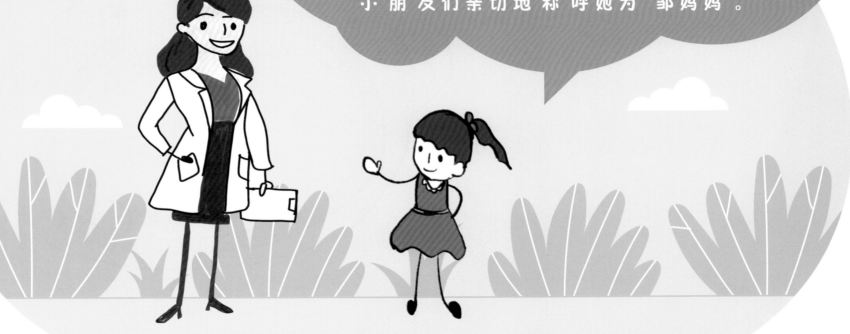

dà jiā hǎo wǒ jiào huà xiǎo xī   jīn nián wǔ suì le
大家好，我叫华小西，今年五岁了，

shì yī míng yòu ér yuán dà bān de xiǎo péng you   wǒ de mā ma shì
是一名幼儿园大班的小朋友。我的妈妈是

yī míng ér tóng kǒu qiāng kē yī shēng   xià wén jiǎn chēng   yá yī
一名儿童口腔科医生（下文简称"牙医"），

xiǎo péng you men qīn qiè de chēng hu tā wéi   zōu mā ma
小朋友们亲切地称呼她为"邹妈妈"。

牙齿松动了
yá chǐ sōng dòng le

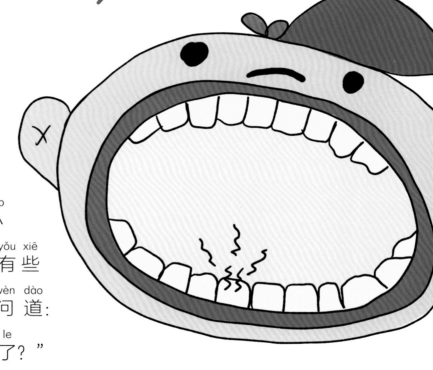

一天下午，邹妈妈早早地
yī tiān xià wǔ zōu mā ma zǎo zǎo de

来到幼儿园门口，期待着
lái dào yòu ér yuán mén kǒu qī dài zhe

放学的华小西幸福地飞
fàng xué de huà xiǎo xī xìng fú de fēi

奔向自己，没想到见到小
bēn xiàng zì jǐ méi xiǎng dào jiàn dào xiǎo

西时却发现她的表情有些
xī shí què fā xiàn tā de biǎo qíng yǒu xiē

难受，于是关切地问道：
nán shòu yú shì guān qiè de wèn dào

"小西，你怎么了？"
xiǎo xī nǐ zěn me le

华西牙医妈妈
陪孩子走过换牙期

^{xiǎo xī zhāng dà zuǐ ba zhǐ zhe tā de yī kē xià yá shuō} ^{mā ma} ^{wǒ de yá chǐ sōng}
小西 张 大嘴巴指着她的一颗下牙说:"妈妈,我的牙齿松
^{dòng le} ^{bù shū fu}
动了,不舒服。"

^{mā ma dūn xià lái qiáo le qiáo xiào zhe shuō} ^{xiǎo xī zhǎng dà le} ^{yào zhǎng xīn yá le}
妈妈蹲下来瞧了瞧,笑着说:"小西长大了,要长新牙了。"

^{mā ma} ^{nà jiù yá shén me}
"妈妈,那旧牙什么
^{shí hou huì diào ne}
时候会掉呢?"

^{děng dào jiù yá de yá gēn zhú jiàn bèi}
"等到旧牙的牙根逐渐被
^{xī shōu hòu} ^{zì rán jiù tuō luò la}
吸收后,自然就脱落啦!"

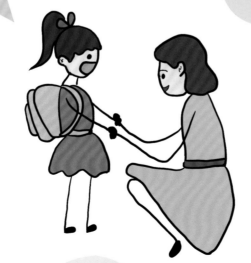

牙齿松动了 　3

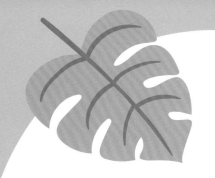

"小西可不能因为牙齿松动、不舒服而挑食，只吃一些柔软的食物，比如蛋糕、面包等，更不能在刷牙的时候因为有些不舒服而忽略对它的清洁。要多吃坚果、多嚼牛肉干等，加强咀嚼，促进颌骨发育。"

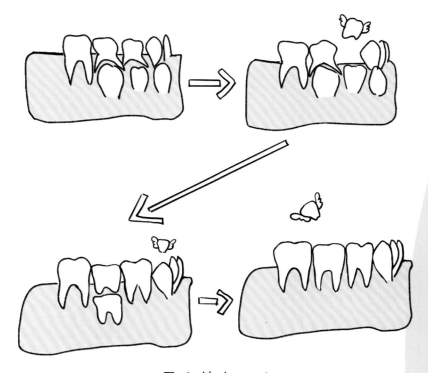

牙齿替换的过程
乳牙的牙根吸收、变短→松动→脱落→恒牙萌出

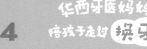

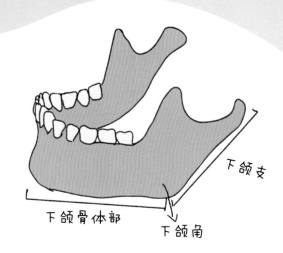

下颌支

下颌骨体部

下颌角

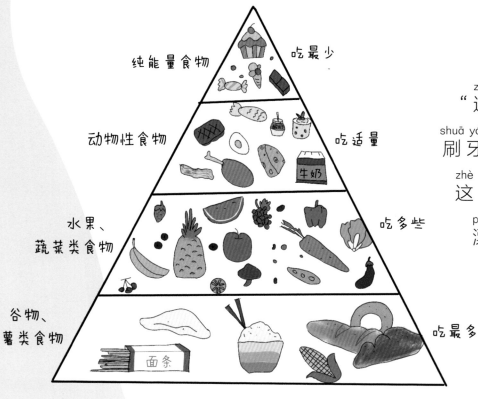

纯能量食物 吃最少

动物性食物 吃适量

牛奶

水果、
蔬菜类食物 吃多些

谷物、
薯类食物 吃最多

面条

zhè jiāng yǒu zhù yú sōng dòng de rǔ yá jí shí tuō luò
"这将有助于松动的乳牙及时脱落，

shuā yá shí yī rán yào rèn zhēn qīng jié měi yī kē yá chǐ
刷牙时依然要认真清洁每一颗牙齿。

zhè yàng zhǎng chū lái de xīn yá cái huì zhěng qí
这样长出来的新牙才会整齐、

piào liang
漂亮！"

xiǎo xī tīng wán mā ma de jiě
小西听完妈妈的解

shì kāi xīn de hé mā ma yī
释，开心地和妈妈一

tóng huí jiā le
同回家了。

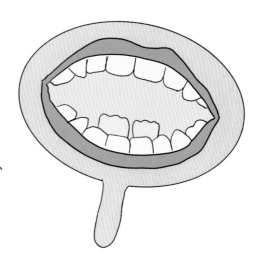

dì èr tiān　xiǎo xī qù yòu ér yuán　kàn dào tā de hǎo péng you xiào xiao
第二天，小西去幼儿园，看到她的好朋友笑笑

bèi tóng xué men tuán tuán wéi zhù　xiǎo xī yě còu guò qù qiáo shì zěn me huí shì
被同学们团团围住，小西也凑过去瞧是怎么回事。

xiào xiao kū sang zhe liǎn shuō　wǒ fā xiàn zì jǐ zhǎng le liǎng pái yá chǐ　yǐ
笑笑哭丧着脸说："我发现自己长了两排牙齿，以

qián kě bú shì zhè yàng de
前可不是这样的。"

xiǎo xī kàn le kàn　ān wèi tā dào　xiào xiao nǐ bù yòng dān xīn　wǒ de mā
小西看了看，安慰她道："笑笑，你不用担心，我的妈

ma shì ér tóng yá yī　tā gào sù guò wǒ　zhè shì xīn yá zhǎng chū lái le　rǔ yá
妈是儿童牙医，她告诉过我，这是新牙长出来了，乳牙

yīn wèi yá gēn méi yǒu róng huà　méi fǎ sōng dòng、tuō luò zào chéng de
因为牙根没有融化，没法松动、脱落造成的。"

华西牙医妈妈
陪孩子走过 换牙期

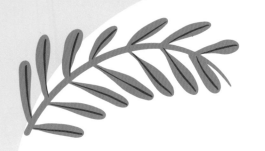
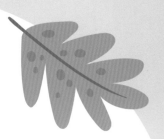

nà wǒ gāi zěn me bàn ne　　xiào xiao wèn dào
"那我该怎么办呢？"笑笑问道。

nǐ xū yào jǐn kuài jiào mā ma dài nǐ qù kàn yá
"你需要尽快叫妈妈带你去看牙

yī la　bá chú jiù yá　gěi xīn yá téng chū kōng
医啦！拔除旧牙，给新牙腾出空

jiān　yǐ hòu yá chǐ cái huì zhěng qí　měi guān
间，以后牙齿才会整齐、美观！"

xiào xiao pò tì wéi xiào
笑笑破涕为笑。

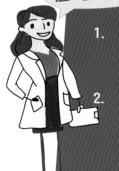

wēn xīn tí shì
温馨提示

rǔ yá zhì liú shì tì yá qī de cháng jiàn wèn tí
1. 乳牙滞留是替牙期的常见问题，
xū yào jí shí gān yù
需要及时干预。

cān kǎo yíng yǎng jīn zì tǎ　yōu huà yǐn shí jié gòu
2. 参考营养金字塔，优化饮食结构，
jiā qiáng jǔ jué　cù jìn hé gǔ fā yù jí rǔ héng
加强咀嚼，促进颌骨发育及乳恒
yá tì huàn
牙替换。

最里面的牙龈
胀胀的，不舒服

今天是华小西六岁生日。过完生日，小西就该上小学啦。这一天，小西早早地起床了，和爸爸妈妈一起做好准备，迎接小朋友们来家里做客。生日会上，小朋友们正愉快地分享着生日蛋糕。

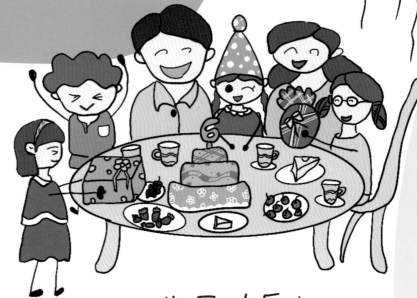

生日快乐！

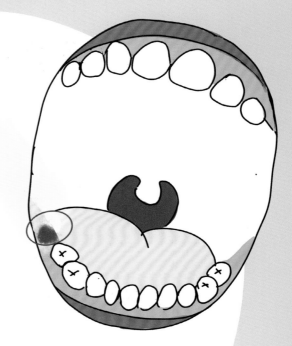

这时，淘淘一边吃一边说："我感觉最里面的牙龈胀胀的，有点儿痛，不舒服。"

邹妈妈听到后，走到淘淘面前关切地说："来，让我看看！"

"这里，就是这里胀胀的，咬东西时有点儿痛，不舒服！"只见淘淘张大嘴巴指着下排最里面的牙龈说。

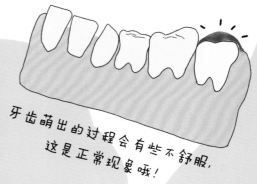

牙齿萌出的过程会有些不舒服，这是正常现象哦！

邹妈妈看完后，微笑着说："淘淘开始长'六龄牙'了。"

小西听了惊讶地说："啊，什么是'六龄牙'？长'六龄牙'这么难受吗？为什么呀？"

zōu mā ma nài xīn de jiě shì dào　　liù líng yá
邹妈妈耐心地解释道:"'六龄牙',

gù míng sī yì　　jiù shì zài liù suì zuǒ yòu méng chū de yá
顾名思义,就是在六岁左右萌出的牙

chǐ　　yòu jiào dì yī héng mó yá　　tā de méng chū jiù xiàng zhǒng
齿,又叫第一恒磨牙。它的萌出就像 种

zi pò tǔ ér chū
子破土而出。"

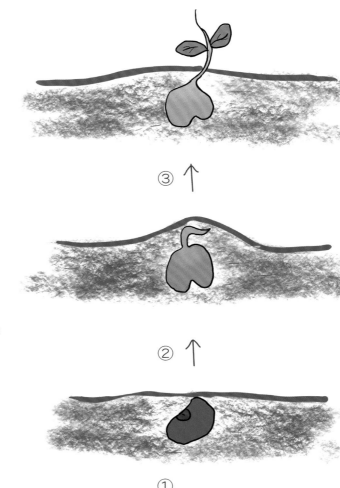

③↑

wǒ men de yá yín jiù hǎo bǐ tǔ rǎng　　pò tǔ de
"我们的牙龈就好比土壤,破土的

nà duàn shí qī　　yá yín dí què huì gǎn dào bù shū fu
那段时期,牙龈的确会感到不舒服,

rú guǒ bù hǎo hǎo qīng jié　　hái yǒu kě néng huì fā shēng
如果不好好清洁,还有可能会发 生

②↑

méng chū xìng yín yán　　jiù xiàng nǐ méi yǒu jí
'萌出性龈炎',就像你没有及

shí qīng jié de zhǐ jiǎ fèng　　lǐ miàn jiù huì
时清洁的指甲缝,里面就会

cángwū nà gòu
藏污纳垢。"

①

华西牙医妈妈
陪孩子走过 换牙期

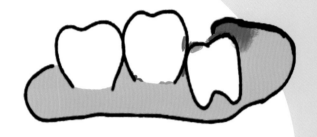

rán ér   liù líng yá   duì měi gè rén ér yán què fēi cháng zhòng yào
"然而，'六龄牙'对每个人而言却非常 重要，

tā chéng dān zhe dà bù fen de jǔ jué rèn wu   suǒ yǐ   táo tao nǐ xiàn zài yào
它承 担着大部分的咀嚼任务，所以，淘淘你现在要

gèng jiā zhù yì kǒu qiāng wèi shēng yo
更 加注意口腔卫生哟！"

tīng wán zōu mā ma de jiě shì   xiǎo péng yǒu men dōu huǎng rán dà wù
听 完邹妈妈的解释，小 朋 友们都 恍 然大悟。

wēn xīn tí shì
温馨提示

liù líng yá   méng chū qī   yīng jiā qiáng kǒu qiāng wèi shēng
1. "六龄牙" 萌出期，应加强口腔卫生，
bì miǎn   méng chū xìng yín yán   de fā shēng
避免 "萌 出性龈炎" 的发生。
liù líng yá   chéng dān zhe jí qí zhòng yào de jǔ jué rèn wu
2. "六龄牙" 承 担着极其重 要的咀嚼任务，
dài qí méng chū hòu   jiàn yì cháng guī xíng wō gōu fēng bì
待其萌 出后，建议常 规行窝沟封闭。

duō le yī kē qí guài de yá chǐ
多了一颗奇怪的牙齿

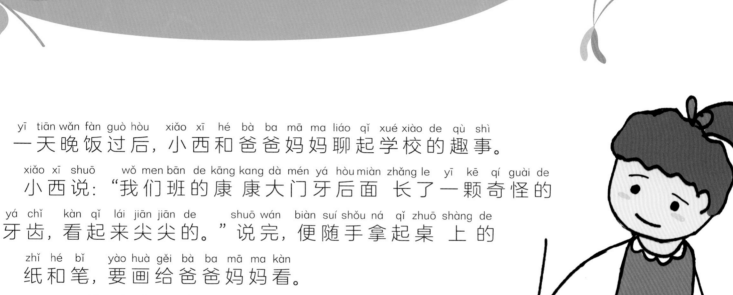

yī tiān wǎn fàn guò hòu　xiǎo xī hé bà ba mā ma liáo qǐ xué xiào de qù shì
一天晚饭过后，小西和爸爸妈妈聊起学校的趣事。

xiǎo xī shuō　wǒ men bān de kāng kang dà mén yá hòu miàn zhǎng le yī kē qí guài de
小西说："我们班的康康大门牙后面 长了一颗奇怪的

yá chǐ　kàn qǐ lái jiān jiān de　shuō wán　biàn suí shǒu ná qǐ zhuō shàng de
牙齿，看起来尖尖的。"说完，便随手拿起桌 上的

zhǐ hé bǐ　yào huà gěi bà ba mā ma kàn
纸和笔，要画给爸爸妈妈看。

kàn wán xiǎo xī de huà　bà ba pū chī
看完小西的画，爸爸噗嗤

yī shēng xiào dào　dí què hǎo qí guài
一声 笑道："的确好奇怪。"

这时，妈妈却严肃地说道："这可能是一颗多生牙。"

"什么是多生牙？"小西爸爸问道。

"正常情况下，成年人的口腔里应该有28～32颗牙齿。多生牙是指除了正常牙齿以外生长的牙齿，这些多长出来的牙齿大多形状有些怪异。"妈妈回答道。

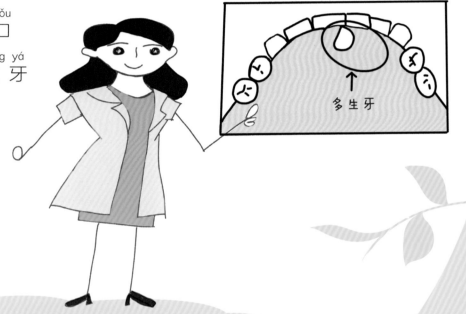

多生牙

"那么，多生牙是什么时候长出来的呢？"小西问道。

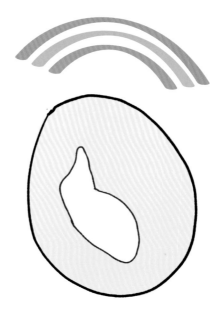

"多生牙有的会长出来，有的不会自行长出来，但它可能会影响牙齿的正常排列，还有可能形成含牙囊肿，你应该告诉康康，他需要看牙医了，医生进行口腔检查后会确定是否需要摘除囊肿以及摘除的时间。"妈妈解释道。

爸爸笑着对小西说："今天咱俩又涨知识喽！"

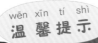

温馨提示

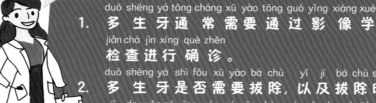

1. 多生牙通常需要通过影像学检查进行确诊。

2. 多生牙是否需要拔除，以及拔除时机的选择应严格遵照牙医的意见。

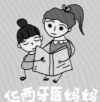

华西牙医妈妈
陪孩子走过换牙期

yá chǐ yì wài tuō chū le
牙齿意外脱出了

转眼间，华小西已经八岁了，开始上小学三年级。

体育课开始了，今天的内容是接力跑。

"预备！跑！"随着老师一声令下，只见各组同学开始飞奔起来。

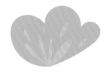

"啊，成成摔倒了！"大家惊呼。老师和同学们连忙跑过去，扶起成成。只见成成捂着嘴巴说："我摔到门牙了。"

老师急忙说："让我看看，哎呀，成成的门牙摔掉了一颗，大家快帮忙找找摔掉的牙齿。"

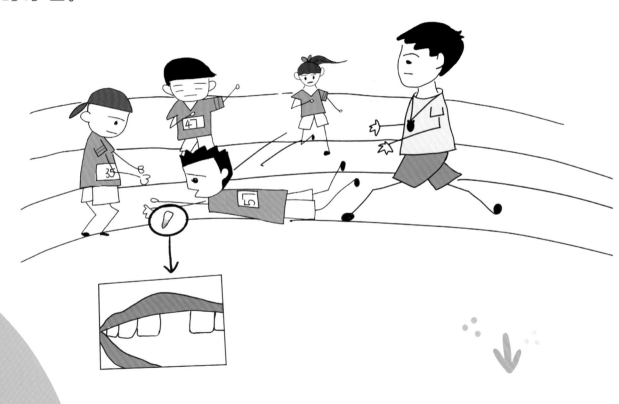

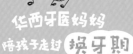

这时，笑笑拾起脱出的牙齿，高呼：

"找到了，找到了，在这里。"小西随手拿起旁边的饮

用水跑了过去，右手握住牙齿的牙冠部分，左手用水

轻轻地冲洗牙根部分，然后说："快，快去小卖部买一盒

纯牛奶，把它泡在牛奶里带去医院。我妈妈是牙医，她说过这样有助于

医生的后续治疗。"

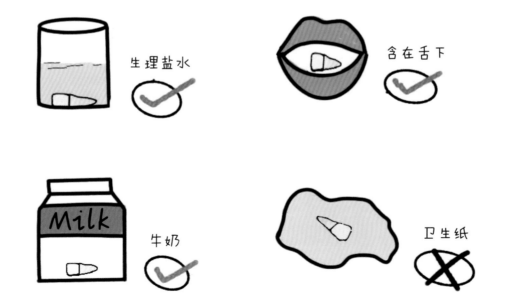

生理盐水 ✓

含在舌下 ✓

牛奶 ✓

卫生纸 ✗

suí hòu　lǎo shī dài zhe chéng cheng hé jìn pào zài niú nǎi lǐ de
随后，老师带着 成 成和浸泡在牛奶里的

yá chǐ qián wǎng yī yuàn jiù yī　lái dào yī yuàn hòu　yá yī duì yú
牙齿前 往 医院就医。来到医院后，牙医对于

jiāng wán zhěng tuō luò de yá chǐ jí shí jìn pào zài niú nǎi lǐ de zuò
将 完 整 脱落的牙齿及时浸泡在牛奶里的做

fǎ dà jiā zàn shǎng　yīn wèi tā wéi hù le yá gēn biǎo miàn de yá zhōu
法大加赞 赏，因为它维护了牙根表 面的牙周

mó xì bāo de huó lì　yǒu zhù yú chéng cheng yá chǐ de　fù huó
膜细胞的活力，有助于成 成牙齿的"复活"。

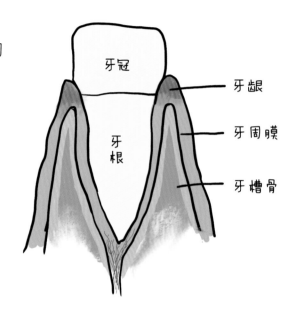

牙冠

牙龈

牙周膜

牙根

牙槽骨

wēn xīn tí shì
温馨提示

fā shēng yá wài shāng shí　xū jí shí jiù yī
1. 发 生 牙外 伤 时，需及时就医。

rú yǒu tuō lí rén tǐ de yá tǐ zǔ zhī　yīng jǐn kuài jiāng yá tǐ zǔ zhī jìn pào zài niú
2. 如有脱离人体的牙体组织，应尽快将牙体组织浸泡在牛

nǎi shēng lǐ yán shuǐ huò qí tā shēng lǐ róng yè lǐ　yīng bì miǎn gān zào huò yòng jiǔ jīng
奶、生 理盐水或其他生 理溶液里，应避免干燥或用酒精

jìn pào bǎo cún
浸泡保存。

yùn dòng shí　jiàn yì pèi dài yùn dòng hù chǐ tào　yǐ fáng zhǐ yá wài shāng
3. 运 动 时，建议佩戴运 动护齿套，以防止牙外伤。

今天的老师是妈妈

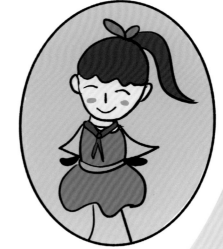

由于上次体育课小西正确地协助老师处理同学外伤脱出的牙齿，这一举动得到了大家的赞赏。大家都知道小西的妈妈是一名儿童牙医，于是，学校决定邀请邹妈妈给全校同学开设一场口腔科普讲座。

清晨，闹钟响了，小西听见后立刻起床，洗漱完毕并迅速穿好校服，戴好红领巾。因为她想早早地去学校，迎接一位特殊的老师——妈妈！

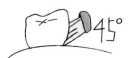

①刷毛与牙齿呈45°角

上课铃 响起，邹妈妈拿着牙齿
模型微笑着走上 讲台，开始讲课。
邹妈妈对同学们 说："要 想牙齿
健康，首 先要学会 正确的刷牙
方法。"随后，邹妈妈为同学们
分别演示了两 种 正确的刷牙
方法——圆弧刷牙法和巴氏
刷牙法。

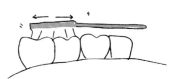

②每组重叠1～2颗牙

巴氏刷牙法

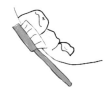

③前后方向，水平震颤

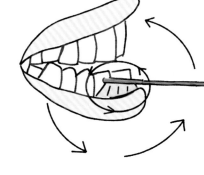

圆弧刷牙法

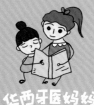

华西牙医妈妈
陪孩子走过 换牙期

演示结束后，康康举手问道："小西妈妈，我妈妈不让我吃糖，我到底能不能吃糖呢？"听了康康的问题后，邹妈妈说："谢谢康康勇敢地提问，大家都可以说说，自己喜欢吃什么东西。"听了邹妈妈的话，大家争先恐后地说，"我喜欢吃鸡腿""我喜欢吃苹果""我喜欢吃棒棒糖""我喜欢喝果汁"……

龋齿的形成

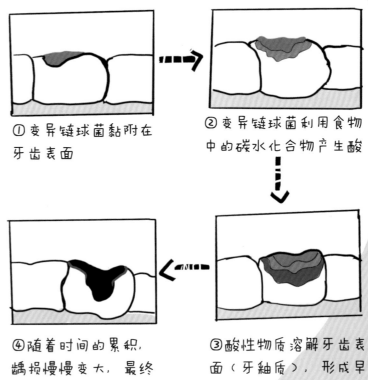

①变异链球菌黏附在牙齿表面

②变异链球菌利用食物中的碳水化合物产生酸

③酸性物质溶解牙齿表面（牙釉质），形成早期龋损

④随着时间的累积，龋损慢慢变大，最终形成龋洞

邹妈妈听完同学们的回答后，笑着说："谢谢大家说出你们喜欢的食物，合理饮食与保护牙齿有着必然的关系，很多同学都喜欢糖果和蛋糕，可是这些食品容易黏附在牙齿表面，发酵产酸，然后腐蚀牙齿，变成你们说的'虫牙'。"

"所以，大家不是不能吃糖，而是要降低吃甜食的频率，缩短甜食在口腔内停留的时间，进食甜食后要及时漱口。注意哟，我这里说的甜食可不仅仅是指糖果，还包括面食、巧克力、饮料等。"

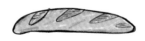

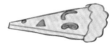
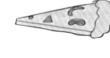

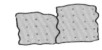

这时笑笑举手问道：“小西妈妈，那口香糖呢?”

邹妈妈说：“这个问题问得特别好，口香糖分为含蔗糖和含代糖两大类，其中含代糖口香糖多含有木糖醇，木糖醇是一种对牙齿友好的甜味剂。口香糖的咀嚼过程有助于颌骨发育，所以大家可以选择含木糖醇的口香糖。”

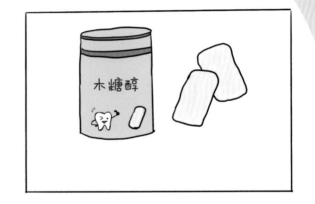

听了邹妈妈的话，同学们兴奋地在下面小声议论着，以后可以选择不同口味的木糖醇口香糖来满足自己对甜食的欲望了。

朵朵举起手来问道:"小西妈妈,我每天都认真地刷牙,为什么感觉我新换的牙齿颜色更黄了呢?而且好像比旧牙更大,边缘也不平整,一点儿也不好看。"

邹妈妈笑了笑,说道:"朵朵,你真是一个细心的孩子,观察得如此仔细。恒牙的颜色确实要比乳牙显得黄一些,体积也比乳牙大,那是因为这是一副成人的牙齿。现在的情况是你嘴里有着成人的牙却搭配了一张小朋友可爱的脸,所以暂时看起来有点儿不协调,只要你好好爱护牙齿,合理膳食,有一天你长成亭亭玉立的大姑娘时,看起来就会美观、协调了。至于你说的不平整、

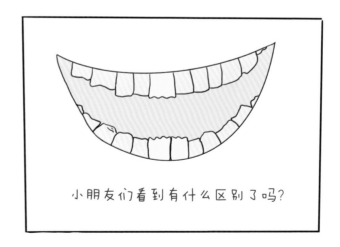

小朋友们看到有什么区别了吗?

华西牙医妈妈
陪孩子走过换牙期

不好看，这也不用担心，每个人刚长出来的新牙都是如此，随着你长大，通过日常咀嚼，慢慢的，牙齿边缘就会被磨平。"

这时，下课铃响起来了，同学们都感到意犹未尽，一个个面露对邹妈妈的不舍之情。邹妈妈和蔼可亲地说道："由于本堂课时间有限，今天的科普讲座就到此结束了，以后有机会再为同学们答疑解惑。"

课后，同学们都围着小西的课桌，对邹妈妈赞不绝口。同学们都向小西投去羡慕的目光，小西也感到无比自豪。

华西小课堂

你笑起来真好看

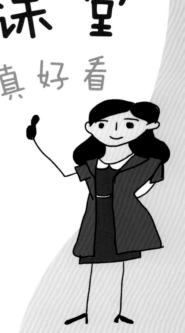

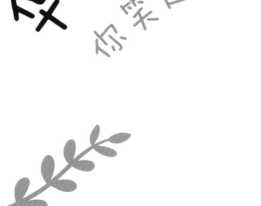

口腔不良习惯

kǒu qiāng bù liáng xí guàn

wǎn fàn guò hòu　xiǎo xī zhèng zài rèn zhēn de xiě zuò yè　zōu mā ma bù jīng yì
晚饭过后，小西正在认真地写作业。邹妈妈不经意

jiān fā xiàn xiǎo xī zài yǎo bǐ tóu　yú shì dǎ kāi xiǎo xī de wén jù hé　fā
间发现小西在咬笔头，于是打开小西的文具盒，发

xiàn hǎo jǐ zhī bǐ de bǐ tóu dōu yǒu yá yìn
现好几支笔的笔头都有牙印。

suí jí　zōu mā ma jiào tíng le zhèng zài zuò
随即，邹妈妈叫停了正在做

zuò yè de xiǎo xī　wèn dào　bǎo bèi
作业的小西，问道："宝贝，

bǐ tóu shàng de zhè xiē yá yìn shì
笔头上的这些牙印是

nǐ yǎo de ma
你咬的吗？"

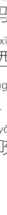

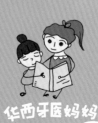

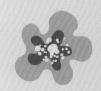

"是的，妈妈。"

"你为什么要咬笔头呢？"

小西咬着嘴唇笑了笑，回答道："不可以吗？我就随便咬着玩玩儿。"

妈妈皱了皱眉头，严肃地告诉小西："咬笔头、咬嘴唇这些小动作都是不良习惯哟。"说完，邹妈妈打开自己的电脑，从中找出一些因口腔不良习惯导致错颌畸形的图片，比如：上前牙前突、牙间隙异常、下颌前伸、开颌、反颌及牙列拥挤等，口腔中的这些错颌畸形不仅影响美观，还会影响咀嚼功能。"

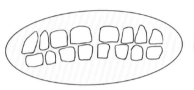

牙间隙异常

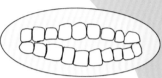

开颌

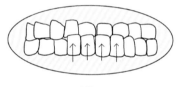

反颌

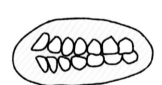

牙列拥挤

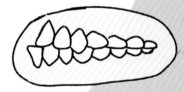

上前牙前突（侧面观）

下颌前伸（侧面观）

这时，妈妈看到小西很紧张，便安慰道："妈妈相信你一定能尽快改掉这些不良习惯。"小西听了妈妈的话，连连点头。

小西对妈妈说："自从你来学校给同学们开展口腔科普讲座以后，同学们经常问我一些关于口腔健康的知识，妈妈，您再多给我讲讲，这样我就可以回答更多同学的问题啦。"

妈妈听了小西的话，对小西竖起了大拇指，继续对小西说："除了咬嘴唇和笔头之外，还有一些其他的口腔不良习惯也会影响口腔及颌面的发育。常见的不良习惯有下面几种。

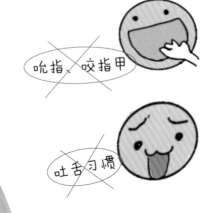
吮指、咬指甲
吐舌习惯

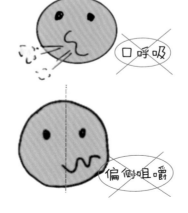
偏侧咀嚼

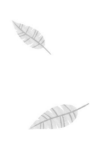
口呼吸

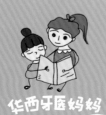

（一）吮指、咬指甲

吮指、咬指甲会造成上颌前突、牙弓狭窄、局部开合、开唇露齿等。

（二）吐舌习惯

吐舌习惯多发生在替换牙齿的时期，这会造成前牙开合、牙间隙异常、反颌及上前牙前突等。

（三）口呼吸

有些孩子因鼻炎、腺样体肥大等咽喉疾病，被迫通过口呼吸。然而，张口呼吸会破坏口腔、鼻腔间的正常气压平衡，影响口腔和鼻腔的发育。从而导致上前牙前突、开唇露齿、牙弓狭窄等。

（四）偏侧咀嚼

不常用的一侧牙齿，由于长时间咀嚼刺激不足，会导致面部两侧不对称。

如果你在学校发现同学有这些不良习惯，可以提醒他们尽快改掉，否则，漂亮、帅气的小姑娘、小伙子会变丑哟。"小西用力点点头，大声回答道："好的，妈妈。"

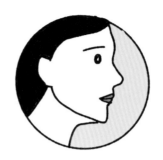

正常面容　　　　反颌面容

温馨提示

1. 口腔不良习惯需要早发现、早干预，以免影响孩子颌面部发育。
2. 如果干预无效，应及时寻求口腔医生的帮助。

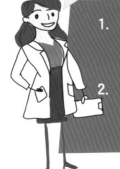

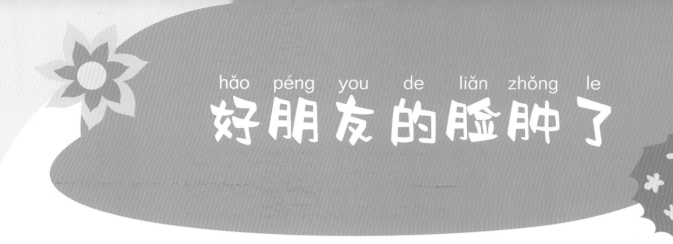

好朋友的脸肿了

hǎo péng you de liǎn zhǒng le

愉快的周末开始了，小西和安安相约在公园玩耍，安安却迟迟没有到来。于是，小西决定去安安家看看。

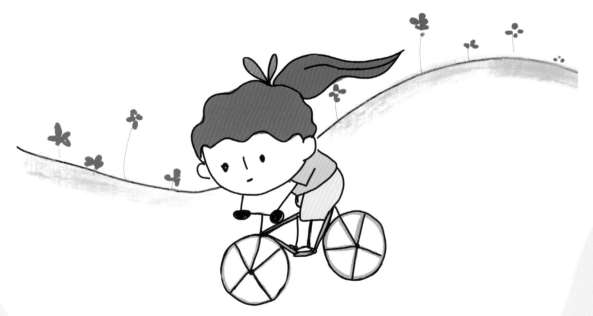

kāi mén de shì ān an de nǎi nai xiǎo xī shuō nǎi nai hǎo ān an zài ma wǒ men yuē hǎo zài gōng yuán
开门的是安安的奶奶，小西说："奶奶好，安安在吗? 我们约好在公园

wán shuǎ tā zěn me méi lái ya
玩耍，她怎么没来呀?"

nǎi nai lián máng shuō ān an fā shāo le gāng chī le tuì shāo yào zhèng xiū xi ne nǐ kàn kàn tā qù ba
奶奶连忙说："安安发烧了，刚吃了退烧药，正休息呢，你看看她去吧。"

xiǎo xī wèn fā shāo zuó tiān kàn tā hǎo hǎo de zěn me tū rán jiù fā shāo le
小西问："发烧? 昨天看她好好的，怎么突然就发烧了?"

nǎi nai shuō wǒ yě zhèng zhāo jí ne bù zhī dào wèi shén me tū rán jiù fā
奶奶说："我也正 着急呢，不知道为什么突然就发

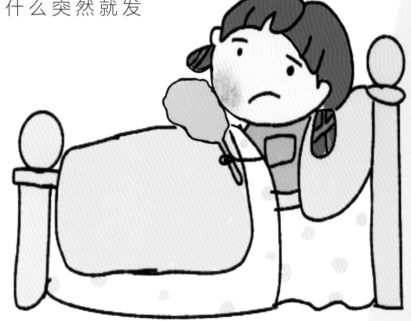

shāo le
烧了?"

xiǎo xī qīng qīng de tuī kāi fáng mén qīng shēng wèn
小西轻 轻地推开房门，轻声问

dào ān an nǐ zěn me yàng le gǎn jué hǎo xiē
道："安安，你怎么样了? 感觉好些

le ma
了吗?"

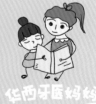

安安躺在床上无精打采地说：“小西，谢谢你来看我，我现在感觉脸有点儿烫烫的。”

小西仔细打量了一下安安的脸，说道：“我感觉你的脸有点儿一边大一边小？”

安安立即对着镜子照了照，惊慌地叫奶奶：“奶奶，我的脸肿了！”

奶奶仔细看了看说：“哎呀，一觉醒来怎么脸肿了，我们赶紧去医院吧。”

晚餐后，妈妈和小西聊天时说到下午看到安安和她奶奶来医院了。

小西说：“妈妈，我正想问您，安安的脸怎么肿了呢？”

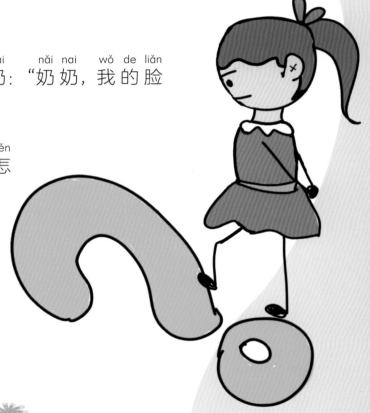

“安安的蛀牙没有及时治疗，感染加重，导致脸肿了。”

“那安安现在怎么样了？”

“牙医李阿姨对安安的这颗坏牙进行了初步治疗，引流出里面的脓液，并叮嘱安安回家记得按时口服抗生素，控制感染，三天后来复诊。”

三天后，安安在奶奶的陪同下如约复诊。李医生再次检查了安安的那颗坏牙，很遗憾，那颗牙牙体破坏过大，已经无法修复，只能拔除。

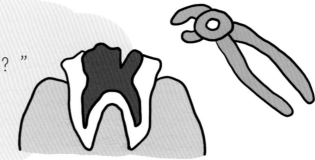

“一定要拔掉吗？”

奶奶沮丧地问道。

华西牙医妈妈
陪孩子走过换牙期

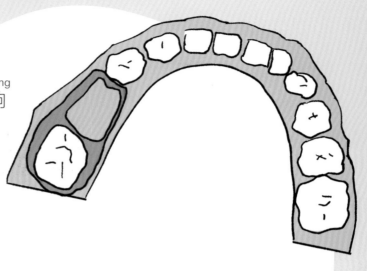

李医生回答说："是的，如果不拔，会影响新牙齿的发育，而且拔除后还要佩戴间隙维持器。如果没有间隙维持器，旁边的牙齿就会倒向这个空缺处，占领新牙的位置。所以，乳牙龋坏必须及时治疗。"

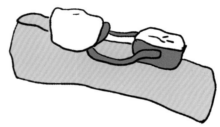

安安在懊恼之余，暗自下定决心，以后一定要用实际行动好好爱护牙齿。

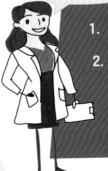

温馨提示

1. 应高度重视乳牙龋坏，及时治疗龋齿，避免影响恒牙的发育。
2. 因某些原因（如牙外伤、重症龋等）导致乳牙过早缺失，而距恒牙萌出尚早，此阶段应采取间隙维持措施以为恒牙后期的萌出保留足够的空间。

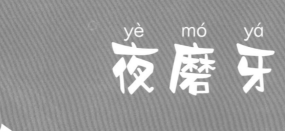

夜磨牙

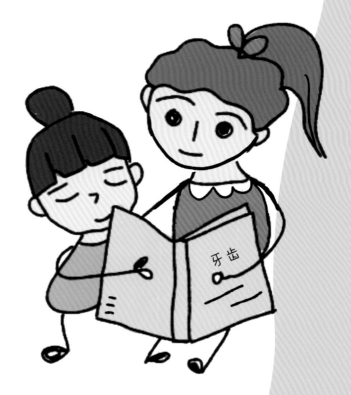

周末，小西特别开心，因为妮妮妹妹和小姨要来家里做客。

午餐时，小姨说："妮妮晚上睡觉嘴里总是会发出咯吱、咯吱的声音，会不会是蛀牙了？"

小西听后大笑着说："妮妮一定是在偷吃零食呢，哈哈哈！"

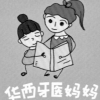

妮妮听后生气地答道:"我没有,我没有。"

看着小西和妮妮,妈妈和小姨都笑了。妈妈说:"妮妮会不会是夜磨牙呢?"

饭后,邹妈妈仔细检查了妮妮的口腔后说:"妮妮的牙齿已经出现了小而光滑的平面,的确是牙齿磨损的表现。夜严重的磨牙会加快牙齿的磨耗,容易导致牙齿敏感,在吃酸、甜的食物时会感到不适,甚至会造成牙齿周围组织损伤、咀嚼肌疲劳,以及和咬合相关的关节功能出现紊乱等。"

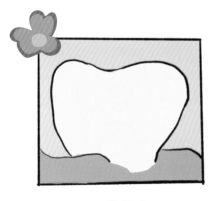
正常牙齿

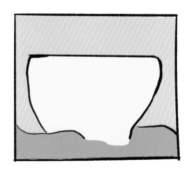
夜磨牙

邹妈妈继续说："由于人在睡眠中，咀嚼肌节律性收缩，上下牙齿紧紧咬合、滑动，便会发出咯吱、咯吱的声音。这是一种有害的非生理性牙齿接触。"

妮妮听了姨妈的话，连忙问道："那我为什么没听到呢？"

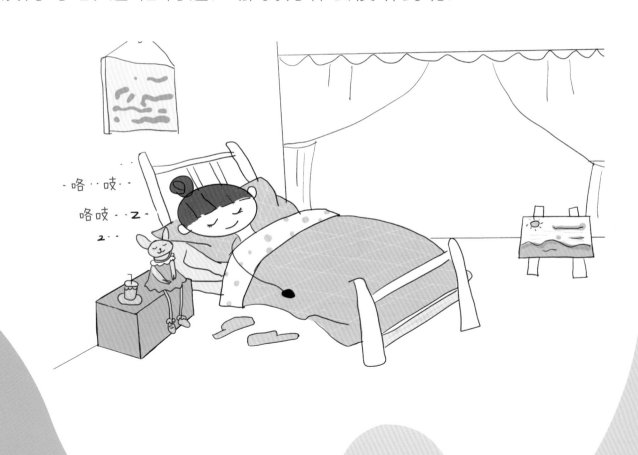

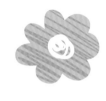

小西和小姨不约而同地望向邹妈妈。邹妈妈笑着回答:"一般情况下,人在磨牙时并不会醒,即使醒了,对自己磨牙的情况也是一无所知的。"

这时,小西爸爸问:"那妮妮这病要怎么治呢?"

邹妈妈看了看略显紧张的小姨,安慰道:"你别急,这并不是什么大病,如同做梦、说梦话一样,可能是睡前情绪紧张或激动,也有可能是不良咬合习惯等导致的磨牙,比如总是习惯单侧咀嚼。"

说着,邹妈妈便嘱咐妮妮道:"今后你要养成良好的生活习惯,晚餐不要吃太饱,睡前不要进行剧烈运动,平时要改变不良咬合习惯。"

tīng le zōu mā ma de jiě dá quán jiā rén dōu
听了邹妈妈的解答,全家人都
sōng le yī kǒu qì zōu mā ma hái ràng xiǎo yí jǐn kuài
松了一口气。邹妈妈还让小姨尽快
dài nī ni qù kǒu qiāng yī yuàn dìng zhì yī fù mó yá diàn
带妮妮去口腔医院订制一副磨牙垫,
wǎn shàng dài zhe shuì jiào jiù fǎng fú shì wèi yá chǐ chuān
晚上戴着睡觉,就仿佛是为牙齿穿
shàng kuī jiǎ bì miǎn shàng xià yá chǐ jiān de mó sǔn
上盔甲,避免上下牙齿间的磨损。

xiǎo yí hé nī ni tīng hòu lián lián diǎn tóu
小姨和妮妮听后连连点头。

gè wèi xiǎo péng you kuài qù wèn
各位小朋友,快去问
wèn nǐ men de bà ba mā ma kàn
问你们的爸爸妈妈,看
kàn nǐ men shuì jiào shí yǒu méi
看你们睡觉时,有没
yǒu fā shēng guò yè mó yá
有发生过夜磨牙
de qíng kuàng ne
的情况呢?

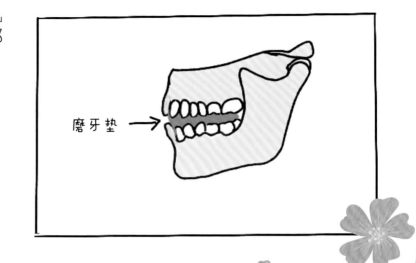

磨牙垫 →

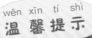

wēn xīn tí shì
温馨提示

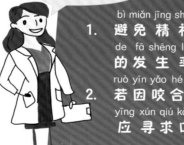

bì miǎn jīng shén guò dù jǐn zhāng kě jiàng dī yè mó yá
1. 避免精神过度紧张,可降低夜磨牙
de fā shēng lǜ
的发生率。
ruò yīn yǎo hé guān xì děng yuán yīn zào chéng yè mó yá
2. 若因咬合关系等原因造成夜磨牙,
yīng xún qiú kǒu qiāng zhuān kē yī shēng de bāng zhù
应寻求口腔专科医生的帮助。

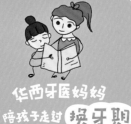

华西牙医妈妈
陪孩子走过 换牙期

牙齿上多了一个小尖

小西站在镜子前，欣赏着妈妈给她买的新裙子。她觉得她的一口小白牙配上妈妈买的新裙子特别漂亮。忽然，她发现口腔后面的牙齿咬合面上多了一个小尖。

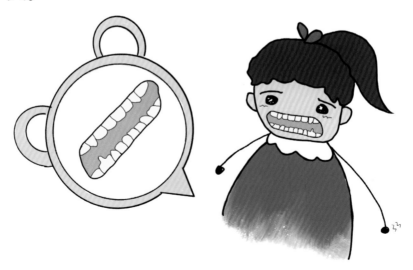

xiǎo xī lián máng jiào mā ma　　mā ma zǒu
小西连忙叫妈妈，妈妈走

guò lái kàn le kàn shuō　　yā　bǎo bèi de yá shàng
过来看了看说："呀，宝贝的牙上

zhǎng le yī gè jī xíng zhōng yāng jiān　bú guò　nǐ
长了一个畸形中央尖！不过，你

bú yòng dān xīn　zhè shì yá chǐ zài fā yù guò
不用担心。这是牙齿在发育过

chéng zhōng xíng chéng de jī xíng　zhōu mò wǒ men yī
程中形成的畸形，周末我们一

qǐ qù yī yuàn　mā ma bāng nǐ bǎ jī xíng de xiǎo
起去医院，妈妈帮你把畸形的小

jiān mó diào jiù hǎo le
尖磨掉就好了。"

wèi shén me yào mó diào
"为什么要磨掉？"

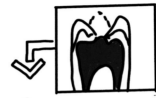

畸形中央尖折断后，会导致
髓腔暴露，引起牙髓感染

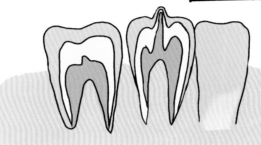

yīn wèi zhè gè xiǎo jiān hěn róng yì zài nǐ chī dōng xī de
"因为这个小尖很容易在你吃东西的

shí hou yì wài zhé duàn　cóng ér dǎo zhì suǐ qiāng bào lù　yǐn
时候意外折断，从而导致髓腔暴露，引

qǐ yá suǐ gǎn rǎn
起牙髓感染。"

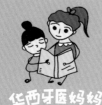

妈妈继续说道:"要仔细观察你的对侧牙齿,也有可能会出现畸形中央尖,如果有一定要及时告诉妈妈哟。"

"好的,妈妈。"

妈妈竖起大拇指,微笑着说:

"小西总是能及时发现问题。真棒!"

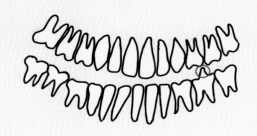

畸形中央尖好发于下颌
第二前磨牙

 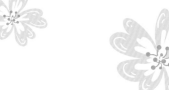

温馨提示

畸形中央尖多见于下颌第二前磨牙。需早发现、早处理,避免意外折断引起牙髓感染。

小虎牙

又是一次家庭聚会，姑妈说起她家的大姐姐长了小虎牙。

小西好奇地问："什么是小虎牙呢？"

邹妈妈回答道："小虎牙又称犬齿，是上颌的两颗单尖牙，因为在萌出时突出在牙弓之外。其牙冠大、牙根长，当它突出支起嘴唇时就显得特别难看，很像老虎的牙齿，所以人们常称它为虎牙"。

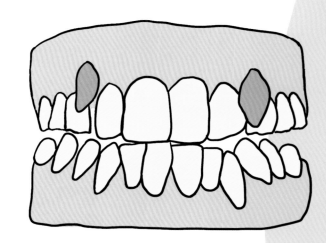

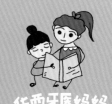

这时，小西爸爸说："既然长得这么难看，就把它拔了吧。"

邹妈妈立即严肃地说道："小虎牙在口腔里的地位举足轻重。它们牙体粗壮，牙根深、长，外形像锋利的尖刀，具有撕裂食物的作用，并且它们抗龋力强。如果拔掉它们，嘴角和鼻翼会失去支撑，容易塌陷，影响面容。"

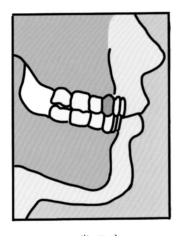
正常面容

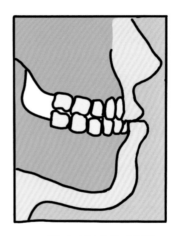
上颌尖牙缺失面容

gū mā zhǐ zhe nǚ ér de xiǎo hǔ yá duì zōu mā ma
姑妈指着女儿的小虎牙对邹妈妈

shuō jì rán bù néng bá diào kě zhǎng de yòu gāo yòu
说："既然不能拔掉,可长得又高又

wāi zěn me bàn ya
歪,怎么办呀?"

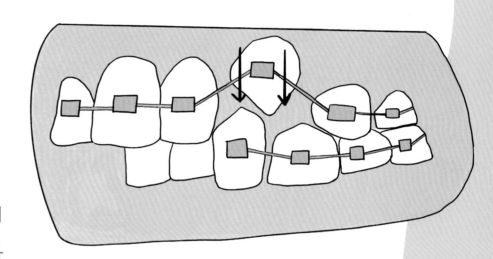

zōu mā ma ràng gū mā xiān bié zháo jí jiē zhe
邹妈妈让姑妈先别着急,接着

shuō hái zi de hé gǔ hái zài fā yù zài yá liè
说："孩子的颌骨还在发育,在牙列

zì xíng tiáo zhěng de guò chéng zhōng hǔ yá yǒu kě
自行调整的过程中,虎牙有可

néng guī duì rú guǒ méi yǒu guī duì yá yī huì
能归队,如果没有归队,牙医会

shì shí gān yù de
适时干预的。"

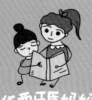

小西爸爸听后，又问道："小西这颗牙还没换，怎样可以防止它长错位置呢？"

妈妈继续耐心解答道："虎牙常常是在乳牙列时期，因各种原因（如重症龋坏、偏好软食等）导致咀嚼力下降，致使牙弓长度发育不够引起牙列拥挤的表现之一。当尖牙萌出时，没有足够的空间，迫使其萌出在唇侧的高位上，从而突出于牙弓的外面。所以，维护乳牙健康，健康饮食，保持良好的咀嚼力，有助于避免小虎牙的发生。"

zhè shí　bà ba gǎn tàn dào　bǎo hù yá chǐ

这时，爸爸感叹道："保护牙齿

de xué wèn zhēn shì tài duō le

的学问 真是太多了！"

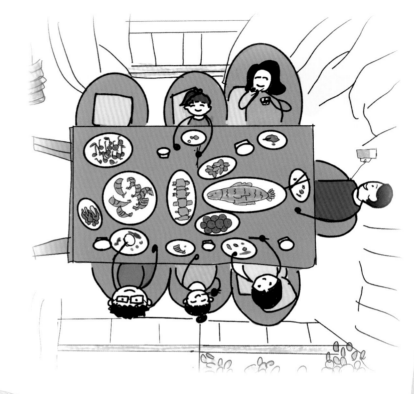

wēn xīn tí shì

温馨提示

bǎo hù rǔ yá　zēng qiáng jǔ jué gōng néng　yǒu zhù yú

1. 保护乳牙、增强咀嚼功能，有助于

bì miǎn　xiǎo hǔ yá　de fā shēng

避免"小虎牙"的发生。

jiān yá duì liǎn xíng jù yǒu zhòng yào de zhī chēng zuò

2. 尖牙对脸型具有重要的支撑作

yòng　tōng cháng qíng kuàng xià bù yào qīng yì bá chú

用，通常情况下不要轻易拔除。

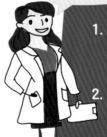

长智齿了吗

时光飞逝，华小西迎来了她的小学毕业典礼，爸爸妈妈盛装出席，祝贺她顺利毕业。

典礼上，同学们正在互道祝福，小西却发现航航兴致不高地独坐在一旁。于是，关切地问道："航航，你怎么了？"

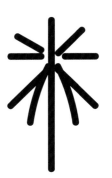

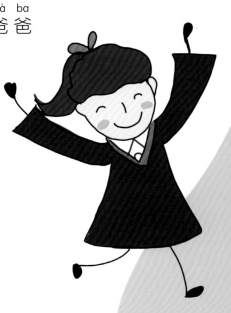

háng hang huí dá dào wǒ gǎn jué kǒu qiāng zuì lǐ miàn de yá yín zhǒng qǐ lái le fǎng fú yá yín xià yòu
航航回答道:"我感觉口腔最里面的牙龈肿起来了,仿佛牙龈下又

kuài zhǎng xīn yá le
快长新牙了。"

xiǎo xī jīng yà de wèn dào nǐ shì bù shì zhǎng zhì chǐ le kuài zhāng kāi zuǐ ràng wǒ kàn kàn zuì lǐ miàn de yá
小西惊讶地问道:"你是不是长智齿了?快张开嘴让我看看。最里面的牙

yín kàn qǐ lái dí què hóng hóng de ér qiě yǐ jīng mào chū le yī gè xiǎo bái jiān ò
龈看起来的确红红的,而且已经冒出了一个小白尖。1、2、3、4、5、6、7,哦,

zhè shì hào yá bù shì zhì chǐ
这是7号牙,不是智齿。"

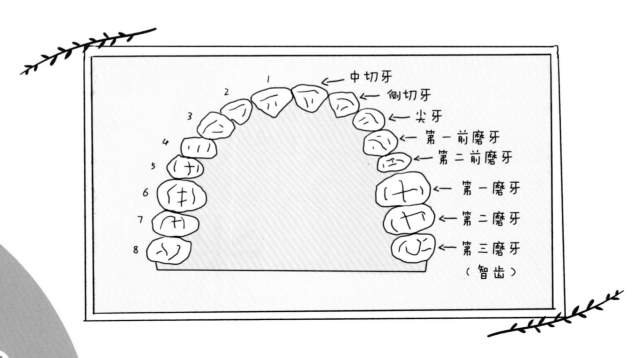

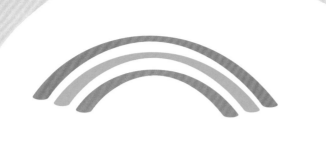

háng hang yí huò de wèn　　nà zhì chǐ shén me shí hou zhǎng ne
航 航 疑 惑 地 问:"那 智 齿 什 么 时 候 长 呢?"

xiǎo xī huí guò tóu kàn le kàn mā ma　　zhè shí　zōu mā ma xīn lǐng shén huì de shuō　　zhì chǐ yòu chēng dì sān
小 西 回 过 头 看 了 看 妈 妈。这 时,邹 妈 妈 心 领 神 会 地 说:"智 齿 又 称 第 三

mó yá　　píng jūn yào děng dào　　suì cái huì méng chū　xiǎo xī shuō dé duì　nǐ xiàn zài zhǎng de shì　hào
磨 牙,平 均 要 等 到17~21岁 才 会 萌 出。小 西 说 得 对,你 现 在 长 的 是7号

yá　hé zhǎng liù líng yá de gǎn jué hěn xiāng sì　xiàn zài　kǒu qiāng lǐ miàn yòu tiān le xīn chéng yuán　qīng
牙,和 长 六 龄 牙 的 感 觉 很 相 似。现 在,口 腔 里 面 又 添 了 新 成 员,清

jié de shí hou kě qiān wàn bú yào hū lüè tā yo
洁 的 时 候 可 千 万 不 要 忽 略 它 哟。"

tīng le mā ma de huà xiǎo xī bà ba gǎn tàn dào　hái zi men dōu zhǎng dà

听了妈妈的话，小西爸爸感叹道："孩子们都长大

le xī wàng wèi lái nǐ men shēn xīn jiàn kāng　pǐn xué jiān yōu

了，希望未来你们身心健康、品学兼优。"

jiù zhè yàng　hái zi men zài lǎo shī hé fù mǔ de zhù fú xià jié shù le nán

就这样，孩子们在老师和父母的祝福下结束了难

wàng de xiǎo xué shēng huó

忘的小学生活。

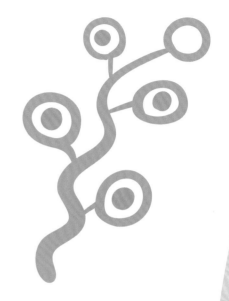

wēn xīn tí shì
温馨提示

tōng cháng qíng kuàng xià　　suì zuǒ yòu de hái zi kǒu qiāng

1. 通常情况下，12岁左右的孩子口腔

nèi rǔ yá yǐ tì huàn wán bì　jìn rù le nián qīng héng yá liè

内乳牙已替换完毕，进入了年轻恒牙列

jiē duàn

阶段。

yào chí xù guān zhù kǒu qiāng jiàn kāng　yī kǒu hǎo yá jiāng péi

2. 要持续关注口腔健康，一口好牙将陪

bàn nǐ cóng qīng chūn dào mào dié

伴你从青春到耄耋。

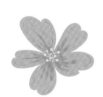

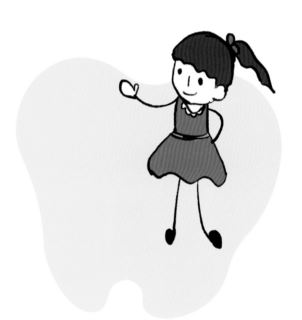

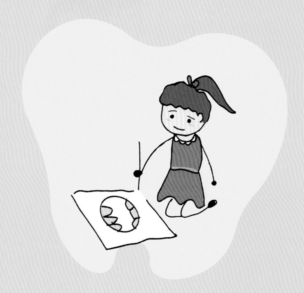